AF503547

HISTOIRE

D'UNE

RÉSECTION DES CÔTES

ET DE LA PLÈVRE;

LUE A L'ACADÉMIE ROYALE DES SCIENCES DE L'INSTITUT
DE FRANCE, LE LUNDI 27 AVRIL 1818.

PAR M. LE CHEVALIER RICHERAND,

PROFESSEUR DE LA FACULTÉ DE MÉDECINE, ET CHIRURGIEN
EN CHEF DE L'HÔPITAL SAINT-LOUIS.

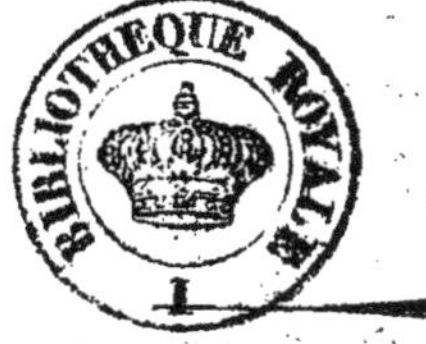

A PARIS,

Chez CAILLE ET RAVIER, Libraires, rue Pierre
Sarrasin, n° 17.

1818.

HISTOIRE

D'UNE

RÉSECTION DES CÔTES

ET DE LA PLÈVRE ;

Lue à l'Académie royale des Sciences de l'Institut de France.

MESSIEURS,

JE vais avoir l'honneur de vous entretenir d'une opération chirurgicale dont les fastes de l'art n'offrent aucun exemple ; opération nouvelle, commandée par la nécessité et justifiée par le succès.

M. Michelleau, officier de santé à Nemours, portait, depuis trois ans, sur la région du cœur, une tumeur cancéreuse, dont, au mois de janvier, un chirurgien du voisinage pratiqua l'extirpation. A la levée du premier appareil, un fongus sanglant parut au centre de la plaie : cautérisé à chaque pansement, il repullulait avec activité. Une seconde opération fut tentée; l'on pénétra plus profondément; après avoir mis les côtes à nu, on alla jusqu'à la plèvre : cependant de nouvelles fongosités se montrèrent, et se reproduisirent malgré les cautérisations répétées, à l'aide desquelles on essaya de les réprimer. Désespéré de ne retirer aucun fruit de tant d'opérations si douloureuses, le malade vint à Paris vers la fin de mars, bien décidé à tout souffrir, dans l'espoir d'être délivré d'un mal horrible, et d'échapper à une mort inévitable.

A cette époque, un énorme fongus s'élevait de la plaie. De cette végétation brunâtre et mollasse suintait une sanie abondante, rougeâtre, et tellement fétide, qu'il était impossible de rester un quart d'heure auprès du malade sans renouveler l'air de l'appartement. Les douleurs néanmoins étaient modérées; il n'y avait ni sueurs ni diarrhée colliquative; et, quoique tourmenté par une toux ancienne et habituelle, le malade, âgé de quarante ans, d'une complexion robuste, présentait les dispositions morales les plus encourageantes.

Dans cet état des choses, il fut décidé que l'on pratiquerait la résection des côtes, d'où l'on pensait que le cancer avait pris originairement naissance. Chargé de cette opération,

je ne cachai point au malade que très-proba-
blement je serais obligé d'exciser une portion
de la plèvre. Il n'hésita point de se soumettre
à cette opération, dont on ne lui dissimula
point et dont il était capable d'apprécier toute
la gravité.

Tout étant disposé, j'y procédai le 31 mars,
encouragé dans cette entreprise hardie par
l'assistance éclairée autant qu'active de mon
collègue M. le professeur Dupuytren, et par
d'autres personnes de l'art, qui voulurent
bien m'aider de leur coopération. Le malade
s'offrit de lui-même à l'instrument, refusant
d'être contenu par les aides, et promettant
une fermeté qui ne s'est pas démentie.

Je commençai par agrandir la plaie, en lui
donnant une forme cruciale : je découvris
ainsi la sixième côte, qui me parut gonflée et
rugueuse dans quatre pouces environ de sa
longueur. Avec un bistouri boutonné, dont
je conduisis la pointe le long de ses bords su-
périeur et inférieur, je coupai les muscles in-
tercostaux ; puis, avec une petite scie dont le
bord dentelé n'offrait pas plus de quinze
lignes de longueur, je sciai l'os aux deux ex-
trémités de la portion malade. Cela fait, je
détachai de la plèvre le fragment ainsi isolé,
en y employant une simple spatule : j'y trou-

vai une facilité inespérée, facilité qui provenait de l'épaississement de la plèvre au-dessous de l'os, comme l'a prouvé la suite de l'opération.

La septième côte fut découverte dans la même étendue, isolée et détachée de la même manière, mais avec beaucoup plus de difficultés, et non sans un léger déchirement. La plèvre s'offrit alors évidemment malade, épaissie, fongueuse, et donnant naissance à la végétation dans l'espace qui séparait les deux portions de côtes enlevées. L'état cancéreux se prolongeait au-dessus de la sixième côte, en sorte que la membrane paraissait malade dans huit pouces carrés environ de son étendue. Ne point en faire l'excision, c'était laisser incomplète une opération qui durait depuis vingt minutes, et jusqu'à ce moment heureuse. Chacun des assistans s'arma d'un moyen capable d'arrêter l'hémorraghie foudroyante que nous devions redouter au moment où je ferais la section des artères intercostales. J'excisai la plèvre avec des ciseaux à lames recourbées sur leur tranchant; et soit que la section opérée par cet instrument, qui coupe moins en sciant qu'en pressant, et froisse les tissus qu'il divise, eût déterminé la rétraction des vaisseaux, soit que le calibre de ceux-ci

eût diminué par suite des cautérisations anté-
cédentes, il ne coula pas une goutte de sang :
mais à ce moment l'air extérieur fit irruption
dans la poitrine, refoulant avec violence et
comprimant le poumon gauche, qui, avec le
cœur enveloppé du péricarde, se portait vers
l'ouverture. Je cherchai, en y portant la main
gauche, à modérer l'entrée de l'air, et à pré-
venir la suffocation, qui paraissait imminente,
tandis qu'avec la main droite j'appliquai sur
la plaie une large compresse enduite de cérat.
L'entrée de l'air fut tout à coup empêchée
par cette toile grasse, assez large pour couvrir
non-seulement la plaie, mais encore tout le
côté correspondant de la poitrine. Je plaçai
par-dessus un large et épais plumasseau de
charpie ; je le recouvris de quelques com-
presses, et soutins tout l'appareil avec un
bandage roulé, médiocrement serré.

L'anxiété et la difficulté de respirer furent
extrêmes durant les douze heures qui sui-
virent l'opération. Le malade passa la nuit
entière assis sur son séant. Vers le matin, des
sinapismes appliqués à la plante des pieds et
à la face interne des cuisses, rendirent la respiration plus facile. Dès cet instant, le pouls
se releva, les forces se ranimèrent. Le malade
prit, pour toute tisane et pour tout aliment,

une infusion de fleurs de tilleul et de vio-
lettes, aromatisée avec quelques gouttes d'eau
distillée de fleurs d'oranger, et sucrée avec le
sirop de gomme arabique. Trois jours se pas-
sèrent ainsi ; la fièvre était modérée, et l'op-
pression assez forte pour priver le malade de
sommeil. Le premier appareil fut levé quatre-
vingt-seize heures après l'opération. Le péricarde et le poumon avaient contracté adhérence avec le contour de l'ouverture quadri-
latère, sorte de fenêtre pratiquée au-devant
du cœur. L'adhérence, heureusement, n'était
pas complète entre le péricarde et le poumon ; car, du sixième au douzième jour, à la
faveur de ce défaut d'adhérence, une sérosité
abondante put couler de la poitrine et ruis-
seler à chaque pansement. On peut évaluer à
une demi-pinte environ la sérosité qui coulait
par là, dans l'espace de vingt-quatre heures.
Au quinzième jour, cette sérosité, produit de
l'inflammation des surfaces, cessa de couler,
et au dix-huitième jour l'adhérence était achevée entre le poumon et le péricarde. L'air
cessa dès lors de s'introduire par la plaie, le
malade pouvait se coucher sur ce côté, le
sommeil et l'appétit se rétablirent dans leur
intégrité.

La plaie, quoique pansée jusques alors avec

un linge gras immédiatement appliqué à sa surface, diminuait rapidement et présentait le meilleur aspect. Au vingt-unième jour, on supprima le linge graissé, et l'on pansa comme une plaie simple cette surface couverte de bourgeons charnus, qui s'élevaient du poumon et du péricarde.

Le malade, qui faisait depuis quelques jours l'essai de ses forces dans un jardin attenant à la maison qu'il habitait, ne put résister à l'envie de parcourir en voiture les rues de la capitale. Une course de cinq heures dans laquelle il visita l'École de Médecine, et se fit montrer les portions de ses côtes et de sa plèvre déposées dans les cabinets de cet établissement, ne l'ayant aucunement fatigué, rien ne put l'empêcher de partir le vingt-septième jour après l'opération, et de retourner au lieu de son domicile où il est arrivé heureusement, muni d'une plaque de cuir bouilli pour recouvrir la cicatrice, quand elle sera achevée.

Je n'ai point laissé échapper l'occasion qui s'est offerte ici, de constater de nouveau la parfaite insensibilité du cœur et du péricarde : rien n'avertit l'individu du contact des doigts doucement appliqués à ces organes. Ajoutez que dans l'état de vie, le péricarde, chez l'homme, jouit d'une transparence telle que l'on aperçoit le cœur au travers de cette membrane comme s'il était sous une cloche de verre parfaitement diaphane. C'est au point, que nous avons pu croire un instant qu'il y avait absence de l'enveloppe. Il s'en faut de beaucoup que l'on retrouve cette transparence parfaite du péricarde sur les cadavres ; et sous ce point de vue, cette membrane me semble pouvoir être comparée au miroir de l'œil qui devient terne et s'obscurcit aux approche de la mort.

Une large ouverture, avec perte de substance, faite aux parois de la poitrine, n'étant pas nécessairement suivie de la suffocation, d'un épanchement sanguin, ou de l'inflammation mortelle des organes vers lesquels l'air extérieur trouve alors un libre accès ; on pourroit, ce me semble, dans une maladie à laquelle l'individu doit nécessairement succomber, une hydropisie du péricarde par exemple, on pourrait, dis-je, pratiquer au-devant du cœur une ouverture qui permettrait non-seulement d'évacuer l'eau dans laquelle cet organe est plongé, mais encore de guérir radicalement la maladie en déterminant l'inflammation adhésive des surfaces, par des procédés analogues à ceux dont on fait usage pour la cure de l'hydrocèle (1). La même opération serait indiquée pour mettre à découvert le poumon partiellement affecté, et en retrancher quelques parties en posant sur lui des ligatures. On ne manquera pas de dire que de pareilles entreprises sont téméraires ; mais combien d'opérations réputées impossibles il n'y a pas cinquante ans, obtiennent de nos jours les succès les plus brillans et les mieux constatés !

Je n'abuserai pas plus long-temps, Messieurs, du temps que vous avez bien voulu m'accorder; c'est à ceux d'entre vous qui s'occupent spécialement des progrès de la chirurgie, à m'apprendre si dans les vues que je propose, je ne me suis point laissé abuser par un vain désir de perfectionnement ; c'est à eux qu'il appartient de juger si le fait que je soumets à leurs lumières peut contribuer en quelque chose à l'avancement de la science ainsi qu'au soulagement de l'humanité.

Le 28 avril 1818.

---

(1) M. Richerand prie tous ses confrères à qui s'offrirait un hydropéricarde sur un individu point trop affaibli par l'âge ou par la maladie, de le lui adresser, si mieux ils n'aiment tenter eux-mêmes l'opération qu'il propose.

RAPPORT

DE MM. DESCHAMPS ET PERCY,

Sur un Mémoire que M. le Professeur Riche-
rand a lu à l'Académie le 27 avril, portant
pour titre : Histoire d'une résection des
côtes et de la plèvre.

Long-temps la chirurgie française ne connut
point de rivales ; aujourd'hui même que cette
moitié si essentielle de la médecine est par-
tout cultivée avec une ardeur que la plupart
des souverains ont soin d'exciter et de récom-
penser, les chirurgiens français sont loin
d'avoir perdu leur supériorité : il n'y a guère
que ceux d'Angleterre qui les aient balancés
sur quelques points ; et sans être immodestes,
il nous est permis de croire que, nos efforts
allant toujours en redoublant, et nos progrès
ne le cédant point à ceux de nos émules de
tous les pays, ces derniers, trop heureux de
nous égaler, ne parviendront jamais à nous
surpasser.

Il faut en convenir : il existe entre les chirurgiens français et les chirurgiens anglais,

unis, pour l'honneur de leur profession et le bien de l'humanité, par une estime et une considération réciproques, une lutte de talens, de succès, d'activité, telle que, depuis quelques années surtout, elle a fait faire à l'art des pas de géant vers la perfection. Les Anglais ont opéré des cures étonnantes et par des procédés jusqu'alors inouïs. Les Français sont allés encore plus loin, tantôt en suivant et rectifiant la voie qui avait été tracée par leurs voisins, mais le plus souvent en s'ouvrant des chemins tout-à-fait nouveaux. Apprenaient-ils qu'une opération hardie et inaccoutumée avait été pratiquée avec succès par leurs confrères étrangers? aussitôt ils lui en opposaient, avec autant de bonheur, une suite d'autres aussi peu connues et pour le moins aussi audacieuses; et au milieu de ce conflit d'invention de génie, de réussites, dans lequel l'avantage resta toujours aux Français, l'art étonné a puisé d'immenses ressources, et a vu son domaine s'agrandir davantage de jour en jour.

L'opération dont M. Richerand a entretenu l'Académie dans une de ses précédentes séances, est une de ces brillantes conquêtes dont la chirurgie française a droit de s'enorgueillir. Que M. Abernethy ait osé, le premier, porter une ligature sur l'artère iliaque externe, dans un anévrisme placé tout en haut de la cuisse, c'est l'acte d'une chirurgie vraiment efficace et transcendante : mais que notre collègue soit allé attaquer jusque dans la poitrine, jusque près du cœur, les racines d'un cancer que les côtes semblaient invinciblement dérober à l'instrument, c'est aussi le trait d'une chirurgie extraordinaire et en quelque façon héroïque, dans laquelle on ne sait ce qu'il faut admirer le plus ou de la conception du plan, ou de l'habileté de l'exécution.

Avant tout, nous ferons remarquer que M. Richerand a eu affaire à un malade aussi déterminé à tout endurer, que son chirurgien l'était à tout entreprendre, et non moins convaincu qu'il ne lui restait plus, pour échapper à la mort la plus affreuse, que la chance d'une opération sur l'issue de laquelle, homme de l'art lui-même, il était loin encore de s'abuser.

Dans un état de choses aussi encourageant, appuyé par la savante coopération et l'imperturbable sang-froid de M. le professeur Dupuytren, et ayant autour de lui des aides adroits et éclairés (tels que M. le docteur Breschet), M. Richerand put se livrer à toute la force de son talent, et déployer toute la puissance d'une main long-temps exercée aux travaux anatomiques, et déjà éprouvée par un grand nombre d'opérations belles et difficiles.

Vous vous rappelez, Messieurs, que la tumeur cancéreuse que portait à la région du cœur le sieur Michelleau, avait été, à plusieurs reprises, excisée, cautérisée, etc., et que toujours elle s'était reproduite avec un appareil de plus en plus formidable : c'est que le fond, c'est que la base cachée sous les côtes n'avait pu être accessible ni au fer, ni au feu, et que, dans ce retranchement, l'hydre avait bravé ces moyens, d'ailleurs si puissans.

Les côtes, dans ces diverses tentatives, avaient été mises à nu ; elles avaient même dû être altérées par l'action du cautère. Peut-être dans la suite, elles se seraient exfoliées jusqu'à former un double séquestre, qui aurait enfin manifesté la souche cancéreuse. Mais n'eût-ce pas été le comble de l'imprudence et de la timidité, que d'attendre longuement de la nature un effet semblable, lorsque l'art, sans être téméraire, pouvait, en quelques instans, le produire et d'une manière encore plus complète ?

Ainsi les portions des deux côtes qui recouvraient le fongus intérieur, et par les interstices desquelles ses végétations sans cesse renaissantes faisaient irruption, furent sciées et enlevées, après avoir été isolées des parties musculaires et autres auxquelles elles adhéraient. Il n'y eut presque pas d'effusion de sang, au grand étonnement de l'opérateur et des assistans ; de sorte qu'on put voir aussitôt, et sans nul obstacle, le siége réel et l'étendue du mal, dont M. Richerand fit, autant qu'il put, l'éradication , en retranchant de la plèvre une surface de huit pouces carrés qui était épaissie et évidemment carcinomateuse.

A peine ce lambeau fut-il séparé et extrait, que l'air s'engouffra, par la plaie, dans la cavité thoracique de ce côté, et donna lieu à des angoisses et à des symptômes de suffocation qui inquiétèrent un moment ; mais on boucha bientôt l'ouverture avec un linge enduit de cérat, et ce moyen, aidé d'une douce compression , eut bientôt rétabli le calme et la respiration naturelle.

Dans la suite, ce double accident fut si peu de chose lorsqu'on découvrait la plaie, soit pour la panser, soit pour faciliter l'évacuation plus ou moins abondante de la sérosité fournie par la plèvre irritée, qu'on pouvait prendre le temps d'examiner le cœur qui venait incessamment se présenter à l'ouverture, s'assurer, par l'attouchement, de son peu de sensibilité, et observer la transparence presque vitrée de

son enveloppe : contemplation des plus cu-
rieuses, dont l'occasion extrêmement rare de-
vait singulièrement intéresser deux des phy-
siologistes les plus instruits de notre temps.

Peu à peu la plaie se rétrécit à la faveur de
l'adhérence du poumon avec le péricarde,
ainsi que des granulations charnues qui s'éle-
vèrent de l'un et de l'autre; et le vingt-septième
jour après l'opération, le malade put monter
en voiture, et satisfaire l'envie qui le tour-
mentait d'aller voir, à la Faculté de Médecine,
les deux bouts de ses côtes, que M. Richerand
y avait déposés, et qu'il n'eût pas mieux de-
mandé que d'emporter.

Il partit à la fin du mois pour Nemours, où
il a fixé sa demeure, et où il se propose de
reprendre ses fonctions d'officier de santé, si
sa guérison ne se dément pas, et qu'il ait le
bonheur, refusé à tant d'autres, d'échapper à
la récidive d'une maladie dont l'art, dans les
cas même les plus épineux, fait bien dispa-
raître les effets toujours terribles, mais dont
il n'est pas également en son pouvoir de dé-
truire la cause cachée.

On doit souhaiter que M. Michelleau n'é-
prouve plus les cruelles atteintes du cancer :
il mérite cette récompense de sa résignation

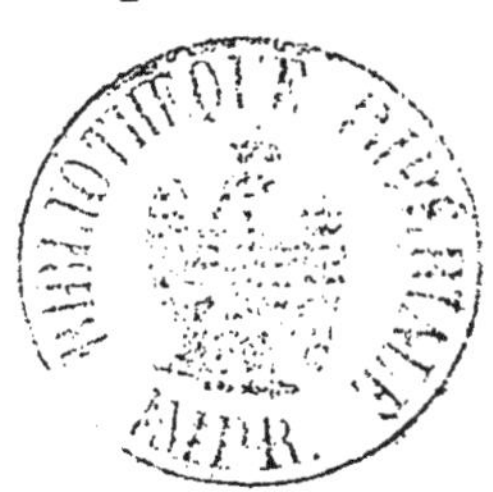

et de son courage. Mais, s'il était assez mal-
heureux pour essuyer une rechute, la superbe
opération de M. Richerand perdrait-elle, pour
cela, ses droits à notre admiration et à la re-
connaissance de l'art? Non, sans doute; car
cette opération, digne, pour le moins, d'être
mise en parallèle avec la plus importante et
la plus remarquable de celles dont le récit
nous soit parvenu d'Angleterre depuis quelques années, n'a point été une entreprise ha-
sardeuse, ni un essai désespéré; l'indispen-
sable nécessité l'avait commandée; le savoir,
la raison, la prudence en avaient tracé et
mûri le plan; la sagacité et le talent ont pré-
sidé à son exécution; et il est permis de sup-
poser que ceux qui en ont parlé autrement
ou n'étaient pas de bonne foi, ou avaient été
mal informés, ou ne jouissaient pas de leur
bon sens.

Au comble de la satisfaction, M. Richerand
s'est bien gardé de ne voir, dans son procédé,
qu'un de ces expédiens improvisés pour un
cas unique, et dans une occurrence qui ne
doit plus se représenter : au contraire, il a
cherché à en étendre le bienfait et l'applica-
tion à d'autres maladies, et il a voulu la rat-
tacher au système des opérations fixées d'a-
vance, et que l'art tient en réserve pour des

affections prévues , ou au moins présumées.

Ainsi , le fait qui lui est si honorable , établissant non - seulement la possibilité , mais encore la presque innocuité de l'excision d'une certaine étendue des côtes , et de la pénétration dans la poitrine , par une ouverture plus ou moins grande , ce savant praticien a porté ses regards sur cette maladie , dont on meurt toujours , qu'on ne reconnaît qu'à des symptômes long-temps douteux , et à laquelle on ne peut apporter que des remèdes tardifs , et par conséquent inutiles , sur l'hydropisie du péricarde , beaucoup plus commune qu'on ne le croit généralement , et qui , peut-être , céderait au moyen opératoire qui réussit si bien dans l'hydrocèle de la tunique vaginale.

Il s'agirait, après avoir recueilli de bonne heure les signes les plus spécialement propres à cette maladie , de mettre à découvert la tumeur aqueuse, par l'ablation d'une portion de la côte, ou des côtes qui se trouvent au-devant d'elle ; d'ouvrir le péricarde pour donner issue au liquide épanché, et de faire, dans sa cavité, des injections capables d'y exciter cette légère inflammation, dite adhésive, qui, le plus ordinairement , fait tarir ces sortes de collections.

Il faut l'avouer ; la théorie de cette opération

est hardie ; il n'y a que l'expérience qui puisse la justifier, et c'est à son auteur qu'il appartient de l'expérimenter, si le hasard qui lui a procuré l'occasion de traiter et de guérir, chez M. Michelleau, un mal non moins redoutable que l'hydro-péricarde, lui amène, avec cette dernière affection, des malades aussi intrépides et aussi décidés que l'a été le chirurgien de Nemours.

Nous en disons autant de l'excision et de la ligature d'une partie de la substance pulmonaire, dans certaines lésions du poumon, si, pour pratiquer l'une ou l'autre, il ne fallait qu'ouvrir, en emportant les côtes, un accès aux instrumens.

Mais, tout en louant le désir de notre collègue, de pouvoir donner une extension utile à une ressource ingénieuse, que nous regretterions comme lui de voir restreinte à un seul cas, qui doit encore être d'une grande rareté ; nous ne pouvons oublier le sage conseil qu'a donné Celse de s'arrêter aux bornes du possible et du vraisemblable, afin de ne pas passer, dans les maux même les plus désespérés, pour avoir fait périr celui qu'on a eu l'intention de sauver : *ne quem salvare volueris, occidisse videaris.*

Il est donc vrai qu'on a fait et qu'on peut

faire une fenêtre devant le cœur ; c'est ce que souhaitait le philosophe grec, curieux d'épier, dans cet organe, le jeu des passions, mais qui ne réfléchissait pas que si le cœur pouvait être observé comme le visage, il deviendrait peut-être aussi trompeur et aussi hypocrite que lui.

Harvée fit voir un jour, à Charles II, un homme qui, par les ravages d'une carie au sternum et aux côtes, avait la fenêtre en question, sur laquelle il portait, en forme de volet, une large plaque d'argent. « Voilà donc, s'écria le monarque anglais, le cœur d'un homme vivant! Le mien est-il fait comme cela? demanda-t-il à Harvée. — Oui, répondit l'illustre anatomiste. — Et celui du féroce Olivier, ressemblait-il à celui-là ? — Assurément, dit Harvée. — Et celui du lâche Dryden, qui l'a tant flatté, et qui m'encense maintenant? — Tout de même, continua le savant. — Tant pis, ajouta tristement Charles ; et tirant sa bourse, Tenez, dit-il à l'infortuné, c'est pour la leçon que vous avez procurée à votre roi ».

Nous aimons rappeler à l'Académie, combien le professeur, chez qui plusieurs ouvrages devenus classiques, et un savoir profond, n'ont point attendu le nombre des années, a déjà acquis de titres à son estime et à sa bienveillance ; et nous l'assurons que le nouveau succès qu'il vient d'obtenir, succès dont la chirurgie française a lieu de se glorifier, justifie de plus en plus la haute réputation qu'il a acquise dans son pays et chez l'étranger.

Paris, le 25 mai 1818.

DESCHAMPS — PERCY.

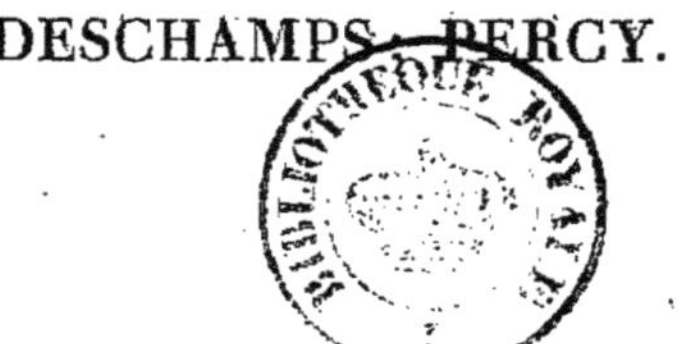

DE L'IMPRIMERIE DE CRAPELET.